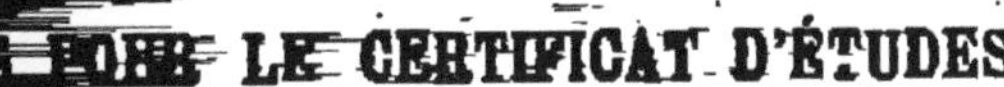

... POUR LE CERTIFICAT D'ÉTUDES

COLLECTION PUBLIÉE

... de M. J. BAUDRILLARD, *inspecteur primaire*

AF602809

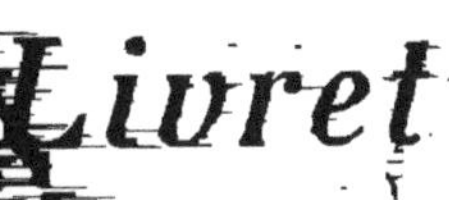

Livret de ...ériculture

PAR

Mme BELIME-LAUGIER

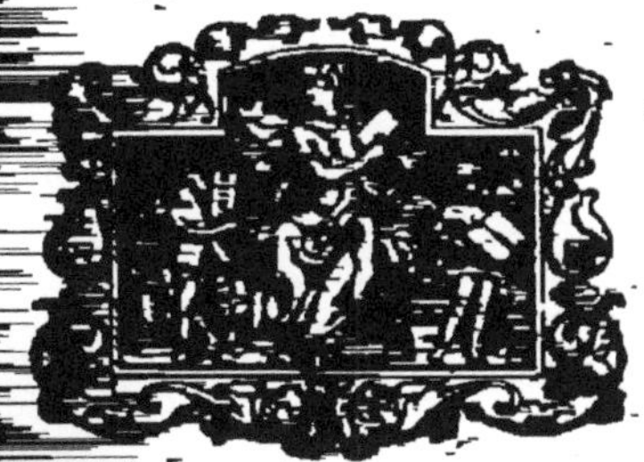

8° T31 C 696

PARIS
...RIE DELAGRAVE
... SOUFFLOT, 15

LIVRETS POUR LE CERTIFICAT D'ÉTUDES

COLLECTION PUBLIÉE

sous la direction de M. J. BAUDRILLARD, *inspecteur primaire.*

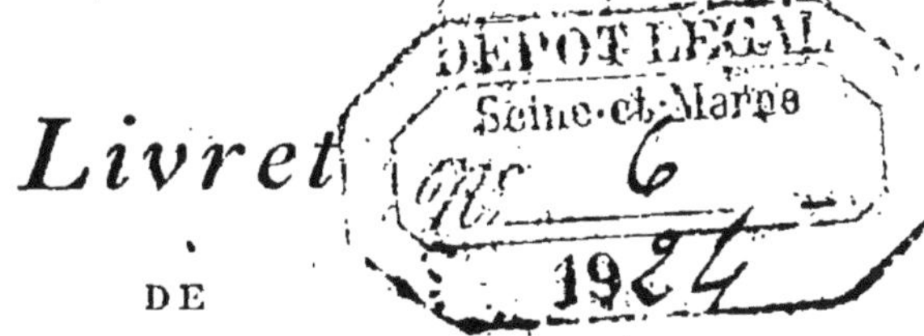

Livret de *Puériculture*

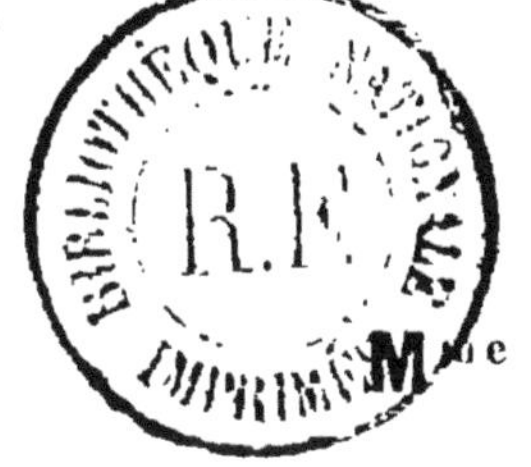

PAR

Mme BELIME-LAUGIER

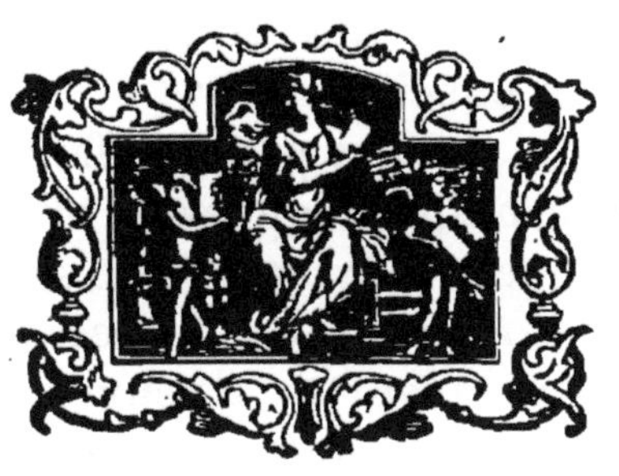

PARIS

LIBRAIRIE DELAGRAVE

15, RUE SOUFFLOT, 15

1924

IMPORTANCE DE LA PUÉRICULTURE

L'enfant qui vient au monde est un petit être fragile. Plus déshérité que le poulet sortant de l'œuf, il n'a rien pour le préserver du froid. Ses membres ne peuvent l'aider à fuir l'approche d'un danger. Il ne peut se régler lui-même en ce qui concerne sa nourriture. Il est bien mal armé pour la lutte de la vie. Il faut que ses poumons apprennent à respirer, que son estomac apprenne à digérer, que sa peau s'habitue au contact de l'air. Lui, si délicat, a grand besoin, pour ne pas succomber, de toute la sollicitude maternelle.

Personne, mieux que la maman, ne peut protéger la santé du tout petit. Mais l'inspiration ne suffit pas pour lui indiquer ce qu'elle doit faire. Les habitudes qui se transmettent de mère à fille, de voisine à voisine, ne sont pas exemptes d'erreurs et sont souvent très incomplètes. Il faut que les femmes connaissent leur métier de mères après l'avoir appris comme une science. Se pourrait-il que la tâche si complexe, d'importance si fondamentale, d'élever des êtres humains, fût la seule exemptée d'aucun enseignement?

Pour celles qui, n'ayant pas d'enfant ont cependant de la tendresse maternelle à dépenser, elles trouveront largement à l'employer, ainsi que leur savoir en puériculture, en venant en aide aux mères malheureuses, en s'occupant de toutes sortes d'œuvres : crèches, pouponnières, consultations de nourrissons, qui ont entrepris de diminuer la mortalité infantile dans notre pays.

On apprend avec effroi par les statistiques, que pendant chacune des années qui ont précédé la guerre, il est mort, en France, en moyenne **140 000** enfants de moins d'un an. Beaucoup de ces morts pouvaient être évitées par des soins plus intelligents intervenus à propos. Il est grand temps de mettre un terme à ce massacre des innocents.

C'est à quoi veut contribuer l'auteur de cet ouvrage.

LIVRET DE PUÉRICULTURE

1re LEÇON

ALIMENTATION NORMALE DU BÉBÉ

Lorsqu'un bébé vient de naître, les seins de sa maman e gonflent de lait ; ce lait sécrété si opportunément est nourriture de choix pour le nouveau-né. L'expérience rouve que l'enfant nourri au sein s'élève facilement, ndis que l'enfant auquel on donne une autre nourriture st fréquemment malade et a moins de chances de vivre.

Toute maman doit considérer comme un devoir de ourrir au sein. Si elle ne remplit pas ce devoir, ce era seulement en cas d'impossibilité physique, ou pour es raisons morales impérieuses.

CAS D'IMPOSSIBILITÉ PHYSIQUE

1° **La mère a peu ou pas de lait.** — Ce cas est extrê-nement rare. Presque toujours, si l'on insiste pour pra-quer l'allaitement naturel, en mettant l'enfant réguliè-ment au sein, on arrive à obtenir une sécrétion lactée ez abondante. Pendant quelque temps, il faut alors mpléter chaque tétée, qui est insuffisante, par du lait vache.

2° **L'enfant a la bouche mal conformée.** — Pour ter, l'enfant doit, avec ses lèvres, sa langue et son alais, constituer une ventouse, qui appliquée sur le sein rovoque la sortie du lait. Si la lèvre supérieure est ndue, ce qui constitue *le bec-de-lièvre*, la succion n'est s possible avant que la malformation ait été opérée.

3° **L'enfant est débile** et ses muscles sont si faibles

qu'il n'a pas la force d'aspirer avec assez de vigueur pour téter.

4° **Si la mère est atteinte de maladie contagieuse,** deux cas sont à distinguer. S'agit-il d'une maladie aiguë, grippe ou bronchite par exemple, il faut conserver le sein à l'enfant, mais diminuer les risques de contagion en isolant l'enfant de sa mère dans l'intervalle des tétées.

La mère est-elle atteinte de tuberculose, il faut éloigner l'enfant. Celui-ci, né de parents tuberculeux, est sans doute chétif; élevé dans le milieu familial, il contracterait fatalement la terrible maladie.

La tuberculose n'est pas héréditaire, mais elle est contagieuse.

RAISONS MORALES

Malheureusement, bien des jeunes mères sont obligées pour vivre, de travailler chaque jour hors de chez elles. Elles ne peuvent allaiter leur enfant et sont réduites à le mettre en nourrice où il court mille dangers.

Ces situations sont lamentables. Des œuvres d'assistance s'efforcent d'y remédier, mais elles sont encore peu efficaces.

Une loi a cependant été votée qui oblige les industriels occupant des femmes à créer une pouponnière où les enfants des ouvrières sont gardés et soignés pendant que leur maman travaille.

PRÉTEXTES

Il est enfin des raisons que l'on invoque, qui sont sans valeur; la jeune mère craint de se fatiguer, ou, plus souvent, c'est son entourage qui veut la ménager. Mais allaiter ne compromet nullement la santé d'une femme qui par ailleurs est bien nourrie et ne fait pas un travail trop fatigant. Autrefois les jeunes femmes mondaines alléguaient l'importance de leurs occupations : visites, courses dans les magasins, soirées, et elles prenaient des remplaçantes; aujourd'hui il redevient à la mode, même pour les grandes dames, de nourrir au sein, c'est bénéfice pour deux enfants qui reçoivent chacun le lait de leur mère.

Questionnaire. — Quel est le meilleur aliment pour le tout petit? — Citer les cas très rares où la mère ne peut nourrir.

2e LEÇON

ALIMENTATION NORMALE *(suite)*.

QUALITÉS DU LAIT DE LA MÈRE

Le lait maternel arrive dans l'estomac de l'enfant à la *température* de 37°, la plus favorable à une digestion rapide et complète.

Sa *composition* est adaptée à l'âge de l'enfant. Dans les premiers jours après la naissance, c'est un liquide très clair; peu à peu, il devient plus nourrissant. Il contient en moyenne, pour 1 000 grammes :

70 grammes de lactose ou sucre de lait,
40 — de beurre qui est le corps gras du lait,
14 — de caséine qui est l'albumine du lait.

Le reste est formé par de l'eau et des sels minéraux.

En général, l'enfant trouve la *quantité* de lait qui lui est nécessaire, car c'est lui-même qui par la succion qu'il exerce provoque la sécrétion. S'il n'est pas rassasié, il reste plus longtemps au sein et excite l'activité des glandes qui produisent davantage de lait. On explique aisément ainsi qu'une maman ayant peu de lait ait avantage à donner successivement les deux seins à chaque tétée pour augmenter la sécrétion.

Le lait qui passe, sans récipient intermédiaire, du sein dans la bouche du bébé, est *pur*, c'est-à-dire exempt de microbes. Il ne peut occasionner aucune fermentation nuisible dans l'intestin, ni causer la diarrhée.

L'allaitement maternel présente donc beaucoup de garanties; il faut cependant le régler.

PRATIQUE DE L'ALLAITEMENT MATERNEL

On voit de jeunes mères donner le sein au moindre cri de leur enfant. C'est là une grosse faute, car, si l'enfant crie, cela ne veut pas dire nécessairement qu'il a faim. Il peut avoir un vêtement qui le blesse ou sa couche mouillée; enfin il peut souffrir de coliques ou d'une digestion pénible, malaise qui sera aggravé par une tétée nouvelle.

Toute maman doit savoir que *la digestion du lait dans l'estomac dure au moins deux heures.* Comme il est nuisible d'introduire une nouvelle tétée dans l'estomac avant que la précédente soit totalement évacuée dans l'intestin, on comprend pourquoi il importe d'espacer les repas d'au moins *deux heures et demie.* A mesure que les repas deviennent plus copieux, on peut même les espacer de *trois heures.*

Si l'enfant dort profondément, on peut une fois par hasard mettre un intervalle de quatre heures entre deux tétées, mais il faut que cela reste exceptionnel, car, l'estomac du bébé étant petit, il lui faut des repas fréquents pour que la nourriture totale soit suffisante. Il ne faut pas craindre d'interrompre le sommeil si c'est nécessaire. Au contraire, il faut dès la naissance s'efforcer de ménager *la nuit* un long repos stomacal à l'enfant, un bon sommeil réparateur à la mère. La dernière tétée du soir doit être séparée par six ou sept heures de la première tétée du matin. Les glandes digestives du bébé fonctionneront mieux après cet arrêt nocturne et la maman, bien reposée, aura du meilleur lait.

Il ne faut pas laisser l'enfant trop longtemps au sein, car il mâchonne le bout du sein, attendrit la peau déliate qui se fendille, et il se produit des crevasses très douloureuses. Afin de se rendre compte du temps qui est nécessaire à l'enfant pour qu'il absorbe la quantité de lait correspondant à son âge, on pèse une tétée.

PESÉE D'UNE TÉTÉE

Il faut disposer d'une balance Roberval dont l'un des plateaux a été remplacé par une corbeille d'osier garnie

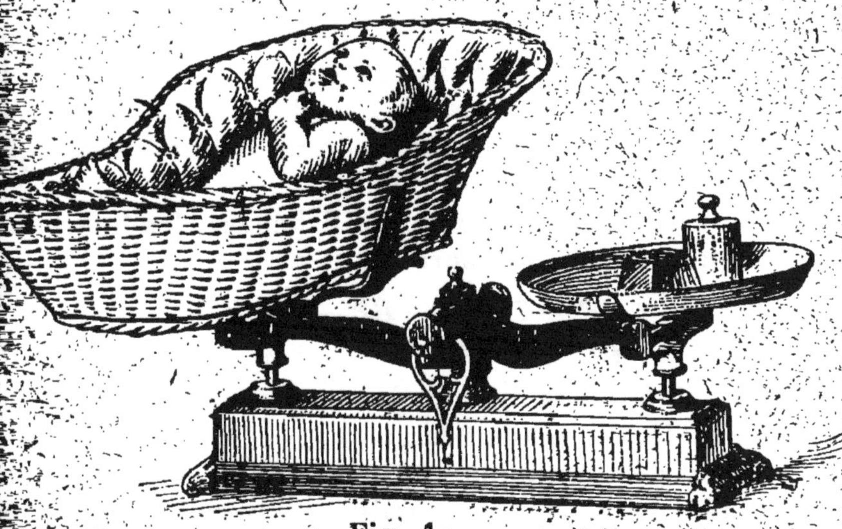

Fig. 1.

étoffe et tarée une fois pour toutes. On place l'enfant ans la corbeille (fig. 1) et on établit l'équilibre en ettant dans l'autre plateau des corps quelconques ; puis donne à boire à l'enfant, on le remet dans la corbeille ; s poids qu'il faut mettre dans le plateau pour rétablir équilibre représentent le poids de lait absorbé. Après quelques tâtonnements, on arrive à trouver par exemple e l'enfant prend en un quart d'heure les 100 grammes lait qui lui sont nécessaires. Désormais, on arrêtera tétée après un quart d'heure.

QUESTIONNAIRE. — Quelles sont les qualités du lait maternel ? — Pourquoi faut-il espacer les tétées ? — Comment peut-on savoir quel poids de lait est absorbé à chaque tétée ?

3e LEÇON

ALLAITEMENT NORMAL (*suite*).

HORAIRE DES TÉTÉES

Pendant les premiers jours, alors que chez la maman se fait la *montée laiteuse* on mettra l'enfant au sein toutes les deux heures; il prend peu mais excite la sécrétion. Après une semaine, on ne donne à boire que toutes les deux heures et demie.

Si l'on commence le matin à 5 heures, les heures de tétées pour la journée seront :

5h — 7h 1/2 — 10h — 12h 1/2
15h — 17h 1/2 — 20h — 22h 1/2

Cela fait 8 repas dans la journée et un repos de six heures et demie pendant la nuit.

Au bout de deux mois, on peut facilement supprimer une tétée, car l'enfant grandit, son estomac est plus volumineux, et les repas, étant plus importants, peuvent être moins nombreux.

De trois à cinq mois, suivant la vigueur de l'enfant, on peut arriver à ne plus donner que six tétées et l'horaire suivant est alors possible.

6h — 9h — 12h — 15h — 18h — 21h

Cela fait un repos de neuf heures pendant la nuit; pour l'obtenir plus aisément, on peut donner le bain quotidien avant la dernière tétée, ce qui calme le système nerveux.

Il faut insister avec persévérance pour obtenir que l'enfant dorme la nuit.

On doit le tenir au sec, bien couché sur un côté (pas toujours le même) et *le laisser crier jusqu'à ce qu'il se rendorme*[1]. On peut essayer de calmer ses cris avec un biberon d'eau soigneusement bouillie qui, n'étant pas nutritive, ne lui donnera que l'illusion d'un repas. Seul, un enfant particulièrement faible pourra être mis au sein la nuit, car il tette peu chaque fois étant peu vigoureux, et doit téter plus souvent.

RATIONS JOURNALIÈRES D'UN NOUVEAU-NÉ

Depuis la naissance jusqu'à la fin de la première semaine, les tétées augmentent de 10 grammes par jour jusqu'à 70 grammes. La ration journalière est alors environ 550 grammes. L'augmentation continue plus lente de mois en mois. Vers huit mois, les tétées dépassent 150 grammes, la ration journalière atteint 1 litre. Il ne faut pas la dépasser; c'est alors que doit commencer un sevrage progressif.

COURBE DE POIDS.

Pesée d'un bébé. — Si on craint de le refroidir, on le pèsera habillé. Choisir un moment où on le change de linge, peser d'abord les habits qu'on lui mettra, puis peser l'enfant après l'avoir habillé. La différence entre ces deux poids représente le poids de l'enfant nu.

Tracé de la courbe (fig. 2). — Il est aussi utile de tracer la courbe d'accroissement du poids de l'enfant pendant la première année, que de construire la courbe des températures pendant une maladie ou à la suite d'une opération. On le pèsera donc chaque semaine et l'on divisera l'axe horizontal d'une feuille quadrillée en 52 parties égales. L'axe vertical portera des graduations en poids allant de 2 kilogs, poids que dépasse ordinairement un nouveau-né, à 9 kilogs, poids que n'atteint que rarement un enfant d'un an.

1. Si la disposition de l'appartement le permet, on essaiera d'obtenir que la maman n'entende pas les cris de l'enfant, afin qu'elle puisse reposer calmement. En deux ou trois séances, le pli est pris; l'enfant dort la nuit pour le plus grand profit de toute la famille.

Supposons que la 15ᵉ semaine, l'enfant pèse 5 kg. 800. Pour indiquer ce résultat sur la courbe de poids, mener au crayon une horizontale passant par 5 kg. 800 et de même une verticale partant de la case marquée 15ᵉ semaine.

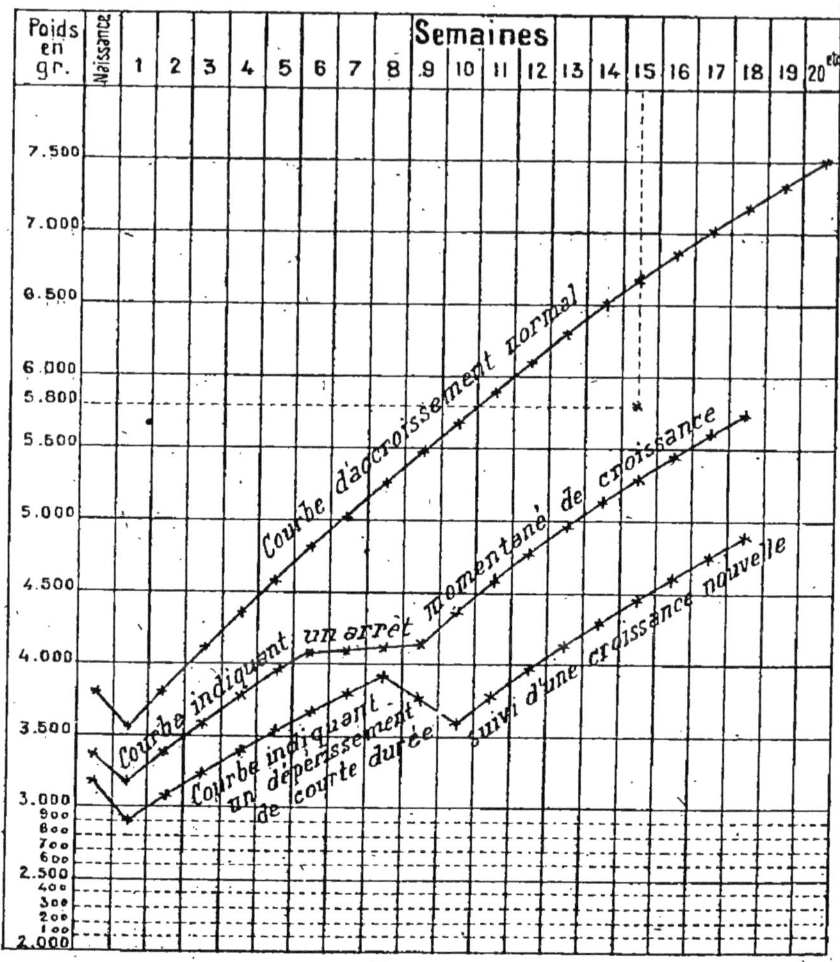

Fig. 2.

L'intersection de ces deux lignes est un point de la courbe.

Construire pour chaque semaine le point correspondant et relier tous les points obtenus par une courbe continue qui au seul aspect donne la variation du poids de l'enfant pendant la 1ʳᵉ année.

Pendant les premiers jours, le poids diminue car l'enfant vide son intestin et tette peu. Ensuite la courbe doit s'élever constamment si la croissance est normale. Si elle présente un palier ou une chute momentanée suivis d'une nouvelle ascension, cela signifie que l'enfant a traversé une crise qui a suspendu sa croissance ou même a causé un dépérissement momentané.

Pour un enfant bien portant, la pesée quotidienne est fastidieuse et n'apprend rien, car l'appétit de l'enfant varie chaque jour, de même la sécrétion lactée; il ne faut pas s'étonner de variations inattendues. Les pesées hebdomadaires ont plus de valeur, mais il ne faut pas être hypnotisé par la balance. Selon VARIOT, ce maître de la puériculture, *le bon sens nous dit que le lait doit être absorbé comme un aliment et non dosé comme un médicament.*

L'allaitement au sein est le plus simple, le plus facile à pratiquer, celui qui demande le contrôle le moins minutieux et qui donne les meilleurs résultats.

QUESTIONNAIRE. — Combien de tétées doit prendre chaque jour un enfant d'un mois? un enfant de cinq mois? — Quelle quantité de lait absorbe, en moyenne, un bébé de huit jours? un bébé de huit mois? — Quelle utilité y a-t-il à construire une courbe de poids?

4e LEÇON

HYGIÈNE DE LA MÈRE

Une maman qui allaite ne doit pas pour cela changer notablement son genre de vie; elle peut continuer à vaquer à ses occupations ordinaires, pourvu que celles-ci ne soient pas trop fatigantes. Le surmenage fait baisser la quantité et la qualité du lait, mais *le travail modéré est salutaire.*

La nourriture doit être subtantielle et prise en repas réguliers. Une bonne nourrice d'un enfant vigoureux peut manger à sa faim, ce qu'elle aime; cependant certains nourrissons sont incommodés par quelques aliments dont le goût prononcé passe dans le lait : chou, asperges, oignon, ail, etc....

On a beaucoup vanté les qualités de la bière pour activer la sécrétion lactée ; mais la bière est alcoolisée : *or l'alcool passe en partie dans le lait* et peut déterminer chez l'enfant de l'agitation, de l'insommie, ou même des convulsions. Pour la même raison, on évitera de boire beaucoup de thé, de café, de chocolat.

Il est inutile qu'une nourrice mange trop, car elle se met à engraisser et son lait n'est pas plus abondant. Une femme qui allaite ne doit pas absorber de médicaments sans avis préalable du médecin, car l'enfant en éprouverait aussi les effets.

CREVASSES DU SEIN

Pendant le début de l'allaitement, il peut arriver que des crevasses se forment au bout du sein. Il faut les soigner activement car elles sont très douloureuses et pourraient causer des abcès locaux. Dès la naissance et après chaque tétée, on frictionnera légèrement le bout du sein avec un mélange formé *d'une partie d'alcool à 90° et de deux parties de glycérine* ; le traitement est rapidement efficace. Si le mal n'a pu être enrayé assez vite, et que de petites déchirures apparaissent qui rendent très pénible la succion, on doit pendant quelques jours faire téter l'enfant par l'intermédiaire d'une *téterelle* et frictionner ensuite avec le mélange déjà cité.

Si un abcès se déclare, on appellera le médecin qui fera sans doute sevrer l'enfant. Les soins préventifs sont donc très importants pour éviter des accidents à la mère, un sevrage prématuré à l'enfant.

QUESTIONNAIRE. — Quels doivent être le genre de vie et la nourriture d'une nourrice ? — Comment prévenir et soigner les crevasses du sein ?

5e LEÇON

ALLAITEMENT ARTIFICIEL

CONDITIONS A RÉALISER

Si la mère d'un nouveau-né ne peut nourrir, il est de plus en plus fréquent d'élever le bébé au lait de vache ou au lait de chèvre, au lieu de lui donner une nourrice. On pratique alors l'allaitement artificiel.

Pour cela *on cherche à se rapprocher autant que possible des conditions de l'allaitement naturel.*

1° On donne le lait dans un *biberon*. Le biberon est une bouteille qui porte une double graduation, en grammes et en cuillerées à bouche; on peut y adapter une *tétine* (fig. 3) de caoutchouc qui imite le bout du sein. L'enfant tette le biberon comme il téterait le sein et comme d'instinct il sait téter, l'accoutumance au biberon est immédiate. Il faut préférer le biberon au verre ou à la cuiller, car il permet une succion lente et un mélange intime de la salive avec le lait.

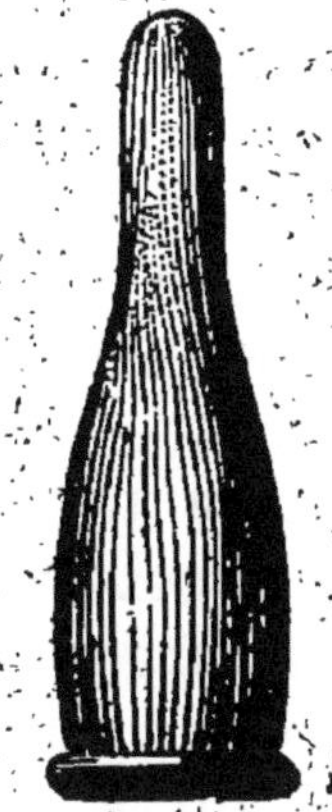

Fig. 3.

2° Le lait de vache ni le lait de chèvre n'ont la composition voulue. Dans les premiers mois, il faut *couper* ces laits avec de l'eau et les *sucrer*.

3° Pour la *quantité* de lait à mettre dans chaque biberon, on se base sur les moyennes fournies par les pesées de tétées à divers âges. Le lait de vache est digéré moins vite que le lait maternel : les repas doivent donc être plus espacés que dans le cas de l'allaitement normal.

**

4° Il faut porter le lait à une *température* voisine de celle du corps.

5° Depuis le moment où on trait la vache, jusqu'au moment où l'enfant boit, le lait est manipulé plusieurs fois : il a de grandes chances d'être contaminé ; il risque de communiquer au bébé les maladies dont il a récolté les germes : il faut donc le *stériliser*. Nous étudierons plus tard cette stérilisation, mais nous apercevons dès maintenant que l'allaitement artificiel demande plus de travail et de soins que l'allaitement normal.

PRATIQUE DE L'ALLAITEMENT ARTIFICIEL

a) **Composition du lait.** — Le lait de vache et le lait de femme contiennent la même quantité de beurre, mais les proportions d'albumine (*caséine*) et de sucre (*lactose*) sont différentes. Le lait de vache contient moins de sucre (*1/3 en moins*) et beaucoup plus de caséine (*2 fois 1/2 plus*) que le lait de femme.

Coupage. — En ajoutant de l'eau au lait de vache, on diminue sa teneur en caséine, mais on diminue en même temps les proportions de sucre et de beurre qu'il contient et qui deviennent insuffisantes.

Sucrage. — On ne peut ajouter facilement du beurre, mais en sucrant le lait, on remédie à la fois au manque de sucre et au manque de beurre. En effet, le sucre est comme le beurre une substance digestible par l'enfant, et il joue dans l'organisme un rôle analogue.

Pendant la première semaine, il faut couper *à moitié* le lait de vache. Ensuite, jusqu'à deux mois, on peut couper *au tiers*. De deux à cinq mois, il suffit de couper *au quart*. Ensuite on donne du lait pur. On peut procéder de même pour le lait de chèvre.

Pendant les deux premiers mois, on met dans chaque biberon de 100 grammes (66 grammes de lait et 33 grammes d'eau) un morceau de sucre pesant environ 5 grammes, ou une forte cuillerée à café de sucre en poudre. Pendant la durée du coupage au quart, c'est-à-dire de deux à cinq mois, un morceau de sucre un peu plus petit suffit, ou une faible cuillerée à café de sucre en poudre. Le sucre ne cause jamais d'accidents pour la nutrition du nouveau-né; il vaut mieux sucrer un peu trop que pas assez.

TABLEAU RÉSUMÉ

	PARTIES DE LAIT	PARTIES D'EAU	SUCRE POUR CHAQUE REPAS
1re semaine.	1	1	1 forte cuiller à café.
Jusqu'à 2 mois.	2	1	id.
Jusqu'à 5 mois.	3	1	1 faible cuiller à café.
Jusqu'au sevrage.	1	0	id.

QUESTIONNAIRE. — Dans quel cas emploie-t-on l'allaitement artificiel ? — Pourquoi se sert-on d'un biberon? — Pourquoi faut-il couper et sucrer le lait de vache pendant les premiers mois? — Expliquer la nécessité de la stérilisation du lait.

6e LEÇON

ALLAITEMENT ARTIFICIEL (*suite*).

b) **Rations.** — En ce qui concerne la ration d'un nouveau-né, il est impossible de donner des chiffres absolus; mais il est utile de connaître des moyennes sur lesquelles on puisse se baser. Après de courts tâtonnements, on aura vite déterminé les besoins d'un enfant ne répondant pas au type moyen. On admet aujourd'hui que le nourrisson doit recevoir au moins 130 grammes de lait (coupé suivant l'âge du bébé) par kilogramme de poids corporel.

Pour un poids de naissance de 3 kilos, la ration quotidienne, après une semaine, sera environ 400 grammes de lait, qu'il faudra partager en huit biberons de 50 grammes.

Vers la fin du premier mois, le poids a dû augmenter, la ration suit. On la calcule comme précédemment et on la divise par le nombre de repas que fait l'enfant pour savoir combien l'on doit mettre dans chaque biberon.

A deux mois, on peut donner des biberons de 100 grammes si l'on n'en donne pas plus de six par jour

Jusqu'à neuf mois, on augmente peu à peu la ration, mais lorsqu'on atteint un litre par jour on s'arrête; on remplace un biberon par une bouillie : c'est le sevrage progressif qui commence. **Jamais la quantité totale du lait absorbée par un enfant ne doit dépasser un litre par jour.**

Les femmes qui ignorent tout de la puériculture ont des tendances à suralimenter leur enfant lorsqu'elles le nourrissent au biberon. S'il absorbe le contenu d'un biberon, de bon appétit, sans en laisser une goutte, elles supposent tout de suite qu'il en aurait absorbé volontiers davantage et elles forcent la ration suivante. Peu à peu l'enfant suralimenté est sujet à des vomissements, son estomac se dilate et digère mal, la diarrhée peut se produire avec tous ses dangers.

D'autres mamans, effrayées par les périls auxquels expose la suralimentation, ne nourrissent pas assez leurs tout petits. Il faut adapter à chaque enfant les données générales de la puériculture, chacun est un cas particulier; l'un digère mieux et assimile complètement, il peut manger moins qu'un autre. Mais toutes ces différences ne peuvent être sensibles qu'à un médecin ou à une doctoresse, aussi faut-il que les jeunes mamans demandent conseil. Dans les grandes villes, elles doivent conduire régulièrement leur bébé à une consultation de nourrissons où on leur dira tout ce qu'elles ont à faire.

c) **Horaire des repas au biberon.** — Le lait de vache est plus long à digérer que le lait de femme. Les repas devront être séparés par trois heures au moins dès la naissance. Jusqu'à deux mois, s'il y a 7 repas par jour, l'horaire peut être :

*6*ʰ — *9*ʰ — *12*ʰ — *15*ʰ — *18*ʰ — *21*ʰ — *24*ʰ

Mais à partir de deux ou trois mois au plus, on peut supprimer le biberon de minuit, et le repos nocturne dure alors neuf heures. La mère peut s'accorder un sommeil tranquille et l'estomac de l'enfant se trouve bien aussi de cette interruption.

d) **Accroissement normal du nourrisson** (*allaitement naturel ou artificiel*). Voici quelques chiffres moyens : pendant chacun des premiers mois, l'augmentation de poids atteint 700 grammes ; vers quatre à cinq mois l'enfant ne prend plus que 600 grammes, puis 500 grammes par mois. A la fin de la première année l'augmentation est réduite à 200 grammes par mois environ.

On peut être satisfait de l'état d'un enfant qui a repris au bout de huit jours son poids de naissance, qui l'a doublé après cinq mois et l'a triplé au bout d'un an.

Questionnaire. — Quelle quantité de lait doit prendre un enfant de trois mois qui pèse 5 kilogs ? En combien de biberons peut-on la lui donner ? — Pourquoi la mère doit-elle soumettre son enfant à une surveillance médicale ? — Donner l'horaire des repas d'un nourrisson de cinq mois. Comment le nourrisson doit-il augmenter de poids ?

7ᵉ LEÇON

STÉRILISATION DU LAIT

C'est là que résident les principales difficultés de l'allaitement artificiel. Il faut donner à l'enfant un lait exempt des microbes qu'il a récoltés pendant les manipulations subies depuis la traite ; il faut donc stériliser le lait.

1° **Ébullition simple.** — Faire bouillir le lait est à la portée de toutes les mères sans exception. Encore faut-il savoir faire cette opération de manière convenable. On

BIBLIOTHÈQUE NATIONALE R.F. IMPRIMÉS

doit se garder d'enlever la casserole du feu lorsque le lait *monte;* on brise la peau qui s'est formée à la surface, et on remue le tout; le lait se met à bouillir à gros bouillons. Au bout de cinq à dix minutes, on peut retirer du feu, car :

les germes de maladies sont morts, en particulier ceux de la tuberculose et de la typhoïde ;

le lait a conservé son goût et sa couleur.

Le lait bouilli, contrairement à ce qu'on croit, est mieux digéré que le lait cru, car il forme sous l'action du suc gastrique un caillot moins compact, plus facile à attaquer.

Cependant la bonne conservation du lait bouilli ne dure pas plus de vingt-quatre heures, même dans un endroit frais.

D'autre part, le lait ayant bouilli dans une grande casserole, devra être transvasé dans les biberons au moment des repas de l'enfant. Pendant cette manipulation, le lait a des chances de se contaminer de nouveau. L'ébullition est donc un procédé imparfait de stérilisation du lait. Mais il est si simple que personne ne peut le déclarer impraticable et qu'il faut l'exiger à défaut de mieux.

2° **Pasteurisation.** — Du lait porté à une température de 75° environ et refroidi *brusquement* est dit *pasteurisé.* La conservation d'un tel lait ne dépasse pas quarante-huit heures et donne des garanties insuffisantes pour l'alimentation du nourrisson. Comme la réfrigération, elle facilite le transport des laits, mais elle ne dispense jamais d'une stérilisation ultérieure par les procédés ordinaires.

QUESTIONNAIRE. — Quel est le procédé le plus simple pour stériliser le lait ? — L'ébullition donne-t-elle toute sécurité ? — Qu'est-ce que la pasteurisation ?

8e LEÇON

STÉRILISATION (*suite*).

3° Chauffage au bain-marie. — Ce procédé a été inventé par Soxhlet pour parer aux inconvénients du système de l'ébullition. Chaque quantité de lait constituant un repas de l'enfant est stérilisée **dans la bouteille même** qui doit servir à l'administrer, et ainsi les manipulations suspectes sont supprimées.

L'appareil — type Soxhlet (fig. 4) — se compose d'une grande marmite pleine d'eau où l'on place, dans un panier en fils de fer, sept bouteilles qui serviront de biberons.

Supposons que l'on ait dans un récipient propre la quantité de lait frais nécessaire pour une journée, on coupe le lait suivant l'âge de l'enfant et on sucre. Puis on répartit le lait également dans les sept biberons que l'on bouche à l'aide d'obturateurs de caoutchouc lavés au préalable (fig. 5 et 6).

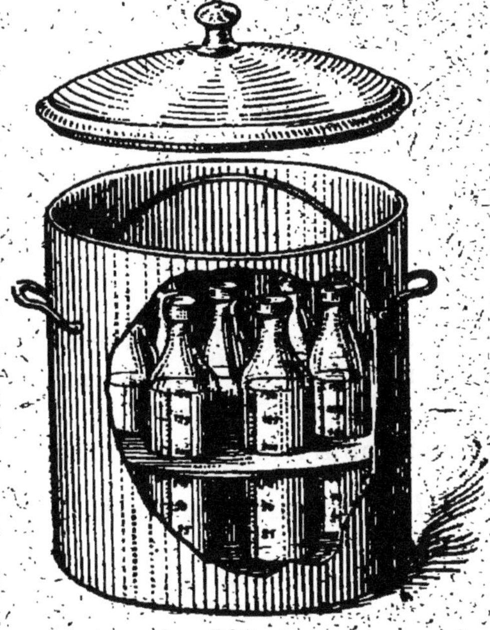

Fig. 4.

Dans le bain-marie, l'eau affleure à hauteur du lait dans les flacons. On couvre et on fait bouillir pendant quarante minutes. Il y a intérêt ensuite à enlever de la marmite le panier garni de ses bouteilles et à le mettre rapidement au frais plutôt que de laisser refroidir le tout ensemble.

Si la stérilisation est bien faite, les petits obturateurs, obéissant à la pression atmosphérique, sont creux en leur centre et adhèrent fortement au goulot. Sinon il faut recommencer.

Au moment de donner un biberon, on le réchauffe dans l'eau tiède, et on remplace l'obturateur par une tétine en caoutchouc rouge, souple, lavée et tenue constamment dans de l'eau fraîchement bouillie.

Si un peu de lait non absorbé par l'enfant reste dans le biberon, il faut le jeter, ou le stériliser de nouveau.

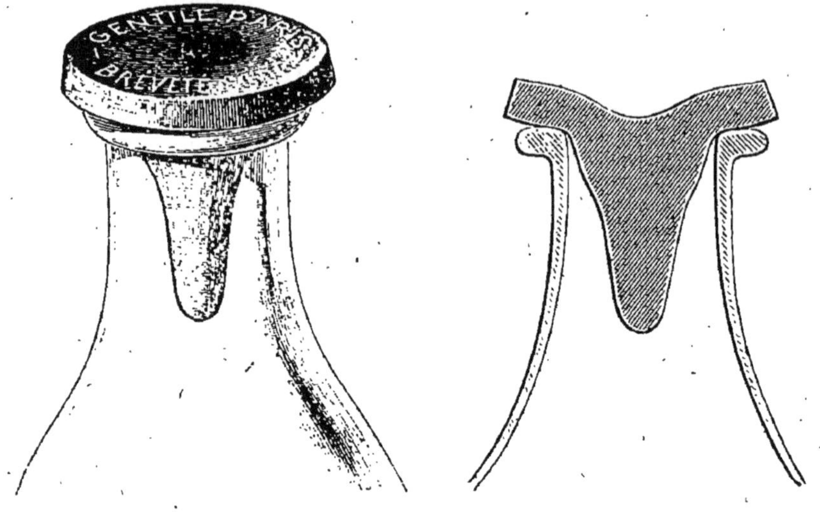

Fig. 5. Fig. 6.

Mais après cette deuxième stérilisation, si le lait n'est pas utilisé, il est devenu impropre à l'alimentation du nourrisson. On peut dans l'un et l'autre cas l'utiliser pour la nourriture des adultes.

Il faut apporter un soin extrême au nettoyage des bouteilles.

On les frotte avec un écouvillon dans de l'eau chaude de manière à détacher toutes les particules de beurre qui sont collées sur les parois. Une pincée de cristaux de soude facilite le nettoyage. Il faut ensuite rincer largement à l'eau chaude et retourner les bouteilles dans un petit panier pour qu'elles s'égouttent. Cette opération doit être faite le soir après le dernier repas, et les bouteilles seront prêtes pour le lendemain matin.

L'ensemble de ces manipulations paraît un peu compliqué, mais si, dès la naissance, on s'est procuré tout le matériel nécessaire, on arrive très vite à faire chaque jour, de façon automatique, stérilisation et nettoyage, dans le minimum de temps. En tout cas, la sécurité du procédé justifie largement la peine que l'on se donne.

Le seul reproche à faire à cette méthode de stérilisation est de nécessiter une mise de fonds qui peut paraître excessive aux toutes petites bourses. Il serait à souhaiter que les mairies tinssent à la disposition des mères nécessiteuses des appareils du type SOXHLET qu'elles pourraient louer moyennant une très faible rétribution. A défaut, il est possible de se servir d'une marmite ordinaire comme bain-marie et de fioles prises chez le pharmacien, ainsi que les petites pastilles de caoutchouc. Il faut alors isoler les bouteilles avec des linges pour qu'elles ne s'entrechoquent pas pendant la stérilisation.

4° **Autres procédés de stérilisation.** — L'industrie *surchauffe* le lait vers 110° et détruit ainsi tous les éléments dangereux. Ce lait a un pouvoir de conservation très long. On le trouve dans le commerce en flacons hermétiquement clos.

Ce lait qui a été surchauffé est cher, il est privé de vitamines et ne peut être employé couramment. On y a recours en été, au moment des fortes chaleurs, lorsqu'un enfant présente des troubles persistants. Il faut compenser le manque de vitamines par un peu de jus de fruit (*citron*, *orange*, *raisin*).

Lait condensé. — Le lait de vache contient environ 87 p. 100 d'eau. On peut en enlever une partie pour le transporter sous un moindre volume et par suite à moindres frais. Il suffira de rajouter l'eau enlevée, au moment de l'emploi. C'est le principe des industries du lait concentré.

Le plus intéressant de ces laits pour l'alimentation des tout petits est le *lait condensé sucré* de bonne marque.

La conservation est assurée par le sucre agissant comme antiseptique dans cette véritable confiture de lait.

Pour l'employer, il suffit de le diluer avec de l'eau bouillie tiède selon les proportions indiquées sur la boîte, et de le couper ensuite si l'âge de l'enfant l'exige. On conservera au frais les boîtes ouvertes, à l'abri des souillures, et on achèvera de les consommer à bref délai.

Le lait condensé sucré est bien digéré par l'enfant, mieux parfois que le lait de vache ordinaire. Le sucre exerce souvent une action favorable sur le tube digestif, en particulier dans le cas de vomissements incoercibles.

QUESTIONNAIRE. — Expliquer la stérilisation par chauffage au bain-marie. Comment faut-il nettoyer les biberons ? — Parler de l'emploi du lait condensé.

9e LEÇON

ALLAITEMENT MIXTE

DÉFINITION. — Un enfant est au régime de l'allaitement mixte lorsque sa nourriture est formée partie avec le lait maternel et partie avec du lait de vache ou de chèvre.

Cas où l'on pratique l'allaitement mixte.

1° A la naissance. — *a*) Lorsque la mère n'a pas assez de lait, l'enfant est mis au sein au début de chaque repas, et on complète sa ration avec un biberon. Dans ce cas, il arrive que l'allaitement mixte ne soit que temporaire si la sécrétion maternelle devient suffisante pour qu'on supprime les biberons.

b) Lorsque la mère a des occupations obligatoires qui la retiennent hors de chez elle un temps supérieur à l'intervalle de deux tétées. Pendant l'absence de la maman, il faut donner des biberons. Cet allaitement mixte est préférable à l'allaitement artificiel, mais médiocre tout de même. La sécrétion lactée maternelle ne fonctionne pas régulièrement, se trouble plutôt et tend à diminuer. Il faut en général sevrer de façon précoce. Au contraire, l'allaitement *mixte à chaque repas* entretient bien la lactation de la mère, et le mélange des laits dans l'estomac est mieux digéré par l'enfant que le lait de vache seul.

2° A la fin de l'allaitement au sein. — Au bout de six à huit mois d'allaitement exclusif au sein, les besoins alimentaires de l'enfant sont de plus en plus importants et il arrive que la maman se fatigue. Il faut alors l'aider en donnant chaque jour au lieu d'une têtée, un biberon de lait de vache non coupé et stérilisé. Si ce lait est bien supporté, on pourra au bout de quelques jours donner un second biberon pour remplacer une autre têtée. Prendre soin que chaque biberon soit intercalé entre deux tétées. En continuant ainsi on arrive à donner autant de biberons que de tétées. On poursuit encore la substitution progressive du lait de vache et on aboutit à l'allaitement artificiel total. L'enfant est sevré.

Questionnaire. — Dans quel cas faut-il pratiquer l'allaitement mixte dès la naissance ? — Comment pratique-t-on l'allaitement mixte pendant le sevrage ?

10e LEÇON

LE SEVRAGE

Le sevrage est la suppression à l'enfant du lait de sa mère. Le sevrage doit être *progressif* et non brusque, pour éviter des troubles chez la mère et chez l'enfant. Le tube digestif du nourrisson doit s'habituer peu à peu au changement de nourriture et le lait doit diminuer peu à peu aussi chez la mère.

Époque du sevrage. — Elle est très variable, avec la vigueur du bébé, avec la saison, avec la santé de la nourrice. Le sevrage est précoce s'il a lieu vers six mois, il est tardif à quinze ou dix-huit mois et *normal vers un an.*

Il ne faut pas sevrer au moment des fortes chaleurs, pendant lesquelles le nourrisson est particulièrement exposé aux troubles gastro-intestinaux; les époques les plus favorables sont le *printemps* et l'*automne.*

En principe, il semble qu'il y ait intérêt à conserver le plus longtemps possible à l'enfant le lait maternel. En fait, il arrive qu'à un certain âge, neuf mois je suppose, un enfant nourri exclusivement au sein ne fasse plus de progrès, son poids reste stationnaire : il faut alors le sevrer. Au bout de la première année, au plus tard, il faut donner autre chose que du lait, car le lait devient insuffisant à pourvoir à tous les besoins de l'enfant et causerait du rachitisme. Même si la mère peut nourrir complètement très longtemps, il vaut mieux ne pas la fatiguer et pratiquer d'assez bonne heure, si l'enfant est fort, l'allaitement mixte; vers huit mois, on peut commencer.

Introduction d'aliments autres que le lait. — Jusqu'à deux ans, le lait doit être la base de l'alimentation de l'enfant. Pour donner autre chose, il faut observer le développement général et en particulier l'*état de la dentition.*

On sait que la sortie des dents est accompagnée d'une abondante production de salive qui nécessite des bavettes fréquemment changées. Or la salive joue un rôle important dans la digestion des matières féculentes.

Lorsque les premières dents ont fait leur apparition, on peut donc essayer d'introduire *une bouillie* à la place d'une tétée ou d'un biberon. **Il est extrêmement important de bien savoir faire une bouillie.**

Préparation d'une bouillie — Mettre sur le feu dans une casserole très propre, *150 grammes de lait* froid, très légèrement *salé*, et *sucré* avec un morceau environ. Faire bouillir.

Délayer parfaitement *une cuillerée à café de farine* dans quatre ou même cinq cuillerées d'eau. Verser lentement dans le lait qui bout et remuer sans cesse. L'amidon de la farine absorbe de l'eau et gonfle, le mélange épaissit un peu. Il faut laisser cuire un quart d'heure au moins à petit feu, ou au four, si on en a un : la bouillie ne risque pas alors de s'attacher sur le fond de la casserole.

Il importe que la cuisson soit longue pour que la transformation subie par les féculents sous l'action de la chaleur soit avancée et prépare mieux le travail digestif à l'enfant. Il faut donc se garder de retirer la bouillie du feu dès qu'elle n'épaissit plus.

Les premières bouillies données avant un an doivent être très fluides pour être administrées au biberon qui permet une bonne insalivation. Vers un an, on peut les faire plus épaisses en mettant deux cuillerées de farine au lieu d'une, et on donne alors la bouillie à l'enfant au moyen d'une cuiller.

Toutes les farines se valent pour préparer les bouillies; elles ont à peu de chose près la même valeur nutritive.

On trouve aussi chez les épiciers de la farine de *maïs*, de la farine de *riz* — indiquée contre les menaces de diarrhée, et de la farine d'*orge* — pour combattre la constipation.

Pour faire les premières bouillies, on peut utiliser une *farine lactée* de bonne marque. Ne pas abuser des farines lactées et surtout se souvenir qu'elles ne doivent pas être données avant six mois; *elles ne peuvent en aucun cas servir d'aliment dès la naissance.*

Si le remplacement d'une tétée ou d'un biberon par une bouillie a été prématuré et s'accompagne de troubles intestinaux, il faut revenir à l'alimentation lactée exclusive et attendre une époque plus favorable au sevrage progressif.

QUESTIONNAIRE. — Qu'est-ce que le sevrage? — Quelles sont les saisons les plus favorables au sevrage? — A quel âge est-il normal de sevrer l'enfant? — Comment prépare-t-on une bouillie? — Quelles sont les farines qu'il faut employer?

11e LEÇON

ALIMENTATION APRÈS LE SEVRAGE

Supposons qu'à un an l'enfant prenne chaque jour trois bouillies et deux biberons répartis ainsi : *une bouillie, — un biberon, — une bouillie, — un biberon, — une bouillie.*

On pourra bientôt remplacer la bouillie du milieu de la journée par une fine purée de pommes de terre et un peu plus tard par une purée de légumes secs (haricots, pois, lentilles). Des pâtes très cuites à l'eau, bien égouttées et assaisonnées de beurre, pourront varier le menu. Des biscuits secs de bonne qualité seront absorbés volontiers par l'enfant.

Une bouillie pourra être faite de temps en temps avec un bouillon de légumes.

Vers quatorze mois, essayer prudemment les œufs très frais, en donnant d'abord un jaune délayé dans une bouillie, puis un jaune et un peu de blanc; donner ensuite un œuf à la coque cuit laiteux. *Ne jamais donner plus d'un œuf par jour*, car si l'œuf est un aliment de grande valeur nutritive, certains intestins délicats le tolèrent mal.

Employer avec modération le chocolat, lourd à cause de ses graisses, et trop excitant. En mettre de petites quantités pour parfumer les bouillies si le goût en plaît à l'enfant.

Vers dix-huit mois, le menu peut être plus varié encore, car on peut faire appel au fromage à la crème, aux compotes, aux confitures. On peut essayer le jambon haché dans de la purée de pommes de terre et un peu plus tard, à la fin de la deuxième année, la cervelle, le poisson maigre (merlan, sole), la viande blanche, les légumes verts (épinards, haricots verts).

EXEMPLES

Enfant de 18 mois.	matin	bouillie.
	midi	purée, œuf à la coque.
	4 heures	timbale de lait, biscuit.
	soir	bouillon de légumes au tapioca, confiture.
Enfant de 2 ans.	matin	bouillie chocolatée.
	midi	nouilles à l'eau, passées au beurre, poisson, fruit cru bien mûr.
	4 heures	timbale de lait, biscuit.
	soir	bouillon de légumes épais, fromage à la crème.

Les *panades* sont un aliment populaire par leur faible prix de revient; faites avec du pain grillé, elles sont facilement digérées, mais elles sont un aliment très incomplet et ne peuvent être données qu'à partir d'un an, pour varier le menu. Quand on en abuse pour le premier âge, on provoque du rachitisme chez l'enfant.

Le *bouillon de viande*, dégraissé, peut être donné de temps à autre en petite quantité, comme stimulant, pour exciter l'appétit.

Les *fruits crus*, bien mûrs, sont excellents par les vitamines qu'ils apportent. Il faut recommander spécialement le jus d'orange, la banane que l'on peut donner même avant un an. Plus tard le raisin, la cerise, etc.

ALIMENTATION APRÈS DEUX ANS

L'enfant est maintenant vigoureux, son estomac est habitué à une nourriture si variée que l'on a plus vite fait d'énumérer les aliments qui doivent lui rester interdits : *les fritures, — les viandes en sauce, le gibier, — la salade, et autres crudités (radis, concombres...), le vin et toute boisson alcoolisée.*

ALIMENTATION APRÈS TROIS ANS

Sans manger de tout ce qui paraît sur la table de famille, l'enfant peut en général trouver dans le menu des adultes tout ce qui lui est nécessaire. Il y a pourtant lieu de conserver la bouillie le matin et au repas principal, ou la purée, ou les nouilles, ce plat devant constituer le plat de résistance. N'atténuer que très lentement les prohibitions précédentes. Le peu de viande que l'enfant mange doit lui être donné sous forme de viande grillée (noix de côtelette, bifteck tendre).

Ne pas suralimenter l'enfant, il est inutile de lui dilater l'estomac. **Mieux vaut qu'il apprenne à bien mâcher, de façon à bien assimiler ce qu'il absorbe.**

Lui faire faire ses repas à des heures régulières et le surveiller pour qu'il ne mange ni ne suce des bonbons, dans l'intervalle de ses repas. L'alimentation du tout petit ayant été bien réglée et bien surveillée portera ses fruits pendant tout le reste de la vie.

Questionnaire. — Quels sont les premiers aliments solides que peut absorber l'enfant? — Comment faut-il introduire les œufs, le chocolat? — Imaginer un menu possible pour une journée d'un enfant de dix-huit mois? pour une journée d'un enfant de deux ans? — Quelle est la valeur des panades?

12e LEÇON

LA DENTITION DE BÉBÉ

Le nouveau-né n'a pas de dents, mais à l'intérieur de ses gencives se trouvent des germes dentaires. A partir du quatrième mois, la percée des premières dents peut commencer; elle s'opère en général vers six mois chez l'enfant bien portant.

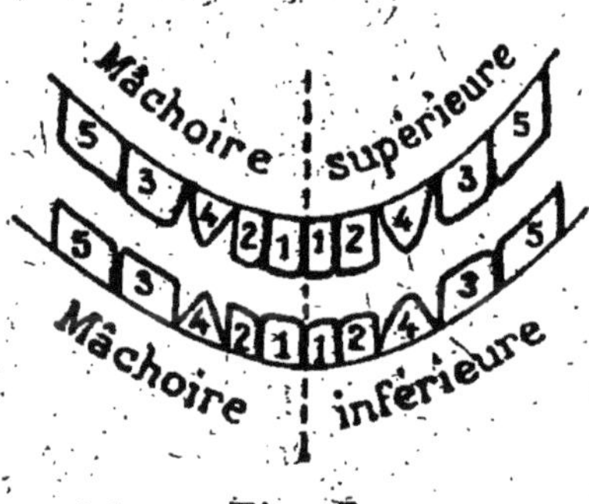

Fig. 7.

Sortent d'abord : *les incisives médianes* inférieures, puis supérieures, *les incisives latérales* en haut et en bas. A quinze mois, l'enfant a d'ordinaire ses huit incisives.

Viennent ensuite : *les prémolaires* et *les canines*. A vingt-quatre mois, l'enfant a seize dents.

Enfin, au cours de la troisième année, les quatre premières *grosses molaires* sortent lentement.

L'enfant a vingt dents qu'il va garder jusqu'à six ans. A ce moment apparaissent quatre grosses molaires définitives et les vingt dents dites de lait tomberont pour être remplacées par d'autres.

Le schéma ci-dessus (fig. 7) résume l'ordre d'apparition des dents.

Les époques indiquées pour l'apparition des dents

ne sont pas invariables. Il ne faut pas s'effrayer outre mesure si, à huit ou neuf mois, l'enfant est encore édenté. Cependant, si à un an, il n'y a toujours rien, c'est signe de rachitisme et il faut chercher si l'alimentation ne présente pas de lacune importante.

Nourriture et dentition. — L'état de la dentition peut guider pour savoir quelle nourriture convient à l'enfant. La percée des premières incisives annonce qu'une bouillie pourra bientôt être digérée. La venue des prémolaires permet de donner des aliments plus consistants (purées épaisses, pâtes, etc.). Lorsque les canines sont prêtes à fonctionner, on peut donner un peu de viande.

Soins aux dents. — Dès que les dents sont sorties, il y a lieu de les surveiller; les dents de lait doivent être soignées aussi bien que les dents définitives, car si elles se gâtent, elles sont un foyer microbien dangereux et elles compromettent la mastication. Un enfant de trois ans peut très bien se brosser les dents et se gargariser tout seul. Sa petite brosse est pour lui un jouet dont il est très fier de se servir. Et l'habitude qu'il prend de si bonne heure d'avoir la bouche propre lui sera précieuse sa vie durant.

Accidents de la dentition. — La percée des dents s'accompagne pour le moins d'un gonflement douloureux de la gencive. L'enfant porte à la bouche tout ce qui lui tombe sous la main, car il trouve un léger apaisement dans le contact d'un objet dur et frais. Mais il faut craindre d'infecter la gencive délicate et éviter de frotter les doigts sur le point douloureux. Si l'on donne un bâton de guimauve ou un hochet en os ou en ivoire, on veillera à ce que ces objets soient très propres.

La dentition peut coïncider avec des troubles digestifs, elle peut dans une certaine mesure causer un écoulement nasal ressemblant à un rhume de cerveau et des accidents broncho-pulmonaires. Mais on fait porter aux dents la responsabilité de tous les bobos qui surviennent aux enfants depuis la naissance jusqu'à deux ans. « Ce sont les dents », disent les commères. Un enfant bien constitué, bien alimenté, perce ses dents presque sans qu'on s'en aperçoive. Avant d'accuser les dents, tâchons de supprimer toutes les autres causes possibles du malaise dont souffre bébé. En particulier, s'il y a de la fièvre, appelons le médecin.

QUESTIONNAIRE. — Dans quel ordre apparaissent les dents? — A quel âge l'enfant a-t-il ses vingt dents? — Faut-il soigner les dents de lait? — Quels sont les accidents de la dentition?

13e LEÇON

BÉBÉ DANS SES MEUBLES

Le nouveau-né tient peu de place ; cependant quand il arrive, il faut se serrer pour loger de petits meubles qui font leur apparition dans la maison.

Berceaux. — On commence à se persuader qu'il est néfaste de bercer les enfants et l'habitude se perd. Mais le *berceau classique*, soutenu à petite distance au-dessus du sol, est assez pratique. Il suffit de trouver un moyen pour l'immobiliser et supprimer toute tentation de le faire osciller.

Toutefois ce berceau ne peut servir que quelques mois ; aussi les mamans économes feront-elles bien de le supprimer et d'acheter tout de suite le petit *lit en fer ripoliné* ou en cuivre, à barreaux assez rapprochés pour que la tête de l'enfant ne puisse passer dans leur intervalle.

On peut composer ainsi la literie : une *paillasse en balle d'avoine*, un *matelas en crin* ou en varech, un *oreiller de crin*, car la plume entretient la tête dans un état de transpiration malsaine.

Pour conserver cette literie en bon état, on placera sur le matelas une *toile imperméable* ; au-dessus, un *tissu absorbant*, sinon l'enfant baignera dans son urine ;

ce peut être du tissu éponge replié plusieurs fois, du molleton de coton, etc.

Si le tissu absorbant est large et ne peut être déplacé par les mouvements que fait l'enfant, le drap de dessous est inutile; il faut seulement un *drap de dessus* à retour très long, une *chaude et légère couverture* de laine, et pour l'hiver un *édredon piqué*.

Il faut avoir une ou deux *bouteilles en grès épais* qui remplies d'eau très chaude serviront à chauffer le lit et à empêcher le bébé de se refroidir lorsque la température de la chambre est assez basse.

Pour les tout premiers mois de l'existence, bien des futures mamans fabriquent à peu de frais un *moïse*. On vend à cet effet des corbeilles d'osier que l'on peut recouvrir gentiment d'une cretonne de couleur vive. A la campagne, il est facile de trouver une grande corbeille à linge ou un panier de vendangeur. On met au fond une forte épaisseur de paille de maïs, puis la toile imperméable, le tissu éponge et un petit oreiller; une couche sert de drap, un lange fait l'office de couverture. Le moïse improvisé ainsi a, sur le lit, l'immense avantage d'être transportable. Dès qu'elle doit rester un long moment dans un endroit, la maman l'emporte avec elle, à la salle à manger, à la cuisine ou au jardin. Elle veille en permanence sur son poupon tout en faisant son travail de ménagère.

14e LEÇON

BÉBÉ DANS SES MEUBLES (*suite*).

Chaise haute. — Lorsque l'enfant commence à se tenir bien assis tout seul (vers la fin de la première année), on fait usage d'une chaise haute pour l'asseoir lorsqu'on veut lui donner sa bouillie. Certaines chaises ont une table qui peut se rabattre par devant, et sur laquelle on peut déposer les jouets, l'assiette, la timbale. Certaines sont transformables en une chaise-chariot basse, munie d'un boulier et d'une table plus large encore que la précédente.

Quand l'enfant marche, un petit fauteuil à sa taille lui est utile pour se reposer lorsqu'il est fatigué.

Parc. — Une période redoutée par les mères est celle où l'enfant, prenant conscience de la solidité de ses reins et de la fermeté de ses petites jambes, essaye de se redresser sur le sol pour avancer par ses propres moyens. Mais en même temps, les mères sont si fières d'annoncer que leur enfant est précoce pour marcher, qu'elles devancent l'heure, essayent d'appuyer dès six ou sept mois le corps sur les petites jambes et, le soutenant sous les bras, lui montrent à avancer alternativement ses petits pieds. Il n'est pas rare de rencontrer, surtout dans les villages, une maman courbée pour soutenir son enfant qui touche à peine terre et remue les pieds n'importe comment. Cet exercice est inutile et dangereux.

Inutile, car la précocité de l'enfant pour marcher ne dépend pas de ces mouvements ridicules qu'on lui impose, mais bien de l'état de son squelette et de ses muscles.

Dangereux, car en voulant appuyer trop tôt l'enfant sur ses jambes, on risque de les lui courber en arc de cercle.

Le remède à cet état de choses est de fabriquer un *parc* (fig. 8) si on ne peut en faire l'acquisition. Un parc est fait de quatre petites barrières de bois articulées par des charnières, et limitant un espace carré qui devient le domaine de bébé. Au fond, on place une couverture pour amortir les chutes maladroites et garantir du froid. C'est la liberté complète pour l'enfant; il peut s'asseoir, se mettre sur le dos, sur le ventre, ramper à quatre pattes, s'amuser avec ses jouets, essayer de se redresser en s'accrochant aux barreaux de son parc, et faire un pas en se tenant à la barrière, ou retomber lourdement assis; il ne dépasse jamais la limite de ses forces, il ne se fait jamais de mal. Plus de crainte que bébé s'approche de la lampe, du feu, des angles des meubles, de la porte; il est parqué. Sans avoir pris aucune peine, un beau jour, la maman trouvera son petit marchant tout seul autour du parc.

Voiture. — Pour sortir l'enfant, il est utile d'avoir une voiture, car le porter sur les bras est très fatigant et lui donne l'habitude d'être tenu. Il y a des modèles nombreux de voitures. Les *ressorts doivent être assez souples* pour

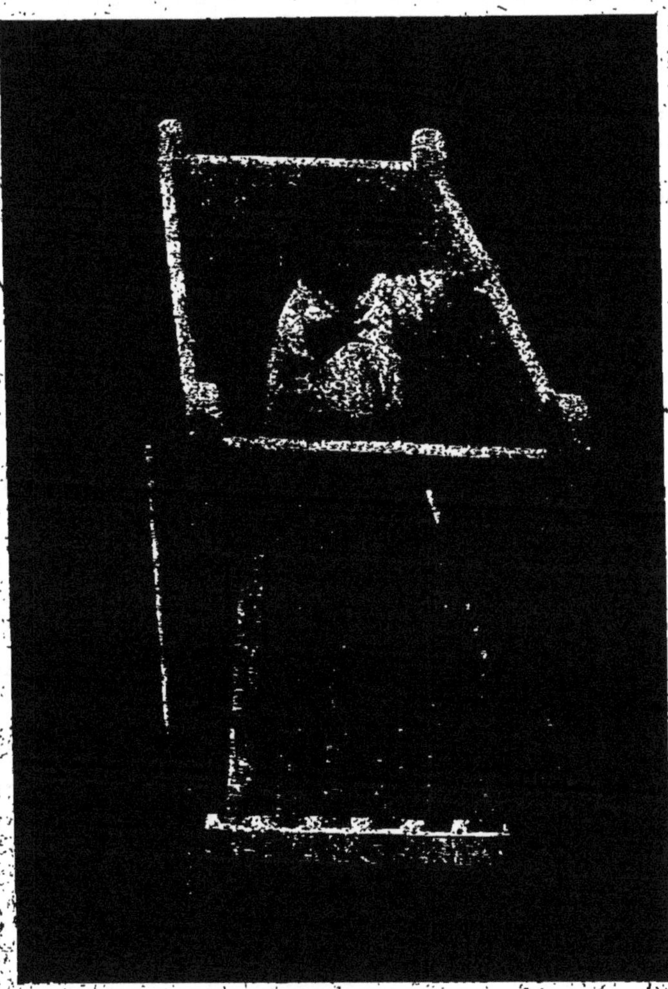

Fig. 8.

atténuer les effets de l'irrégularité du chemin. Le *corps de la voiture doit être assez bas* pour donner de la stabilité à l'ensemble. Une *capote* est utile pour abriter de la pluie ou les rayons trop ardents du soleil.

Il faut sortir l'enfant le plus souvent possible pour le fortifier par l'action de l'air et de la lumière. Autrefois, on gardait les nouveau-nés enfermés plusieurs mois avant de les conduire à la promenade; aujourd'hui on les sort avant la fin de la première quinzaine. Les grands froids ne sont pas à craindre si le bébé est chaudement habillé et entouré de boules d'eau chaude. Seule l'humidité froide pourrait être nuisible.

Questionnaire. — De quoi se compose la literie d'un enfant? — Comment peut-on construire un moïse à peu de frais? — A quoi sert la chaise haute? — Expliquer les multiples avantages du parc. — Quelles doivent être les qualités d'une voiture d'enfant?

15e LEÇON

SOINS DE PROPRETÉ. — LE BAIN.

Première toilette. — Dès sa naissance, l'enfant a besoin d'un nettoyage complet et minutieux. Si on le baigne, on risque d'infecter la petite plaie de son nombril; mieux vaut lui laver tout le corps avec de l'eau bouillie tiède et savonneuse, au moyen d'un tampon de coton propre. On essuie avec un linge chaud et souple, jusqu'au fond des replis de la peau. Une petite friction à l'alcool ou à l'eau de Cologne agit comme excitant de la peau et, par là, des mouvements respiratoires.

On achève la première toilette en poudrant au talc toute la surface du corps et en plaçant sur le nombril une compresse de gaze stérilisée maintenue par une bande qui fait deux ou trois fois le tour du bas-ventre, sans serrer.

Les yeux du nouveau-né doivent être l'objet d'une attention toute spéciale, car l'ophtalmie purulente les menace et cette maladie est la cause d'un tiers des cas de cécité. Pour éviter tout danger, on instille entre les paupières soit un peu de jus de citron, soit de préférence quelques gouttes d'une solution de nitrate d'argent à 1/150.

Le bain. — Au bout d'une dizaine de jours après la

naissance, on peut et on doit donner aux bébés des bains complets de façon régulière. L'idéal est de donner *un bain chaque jour*. Il faut, d'après le temps dont on dispose, s'efforcer de se rapprocher de l'idéal. L'heure importe peu, pourvu que ce soit avant et non après une

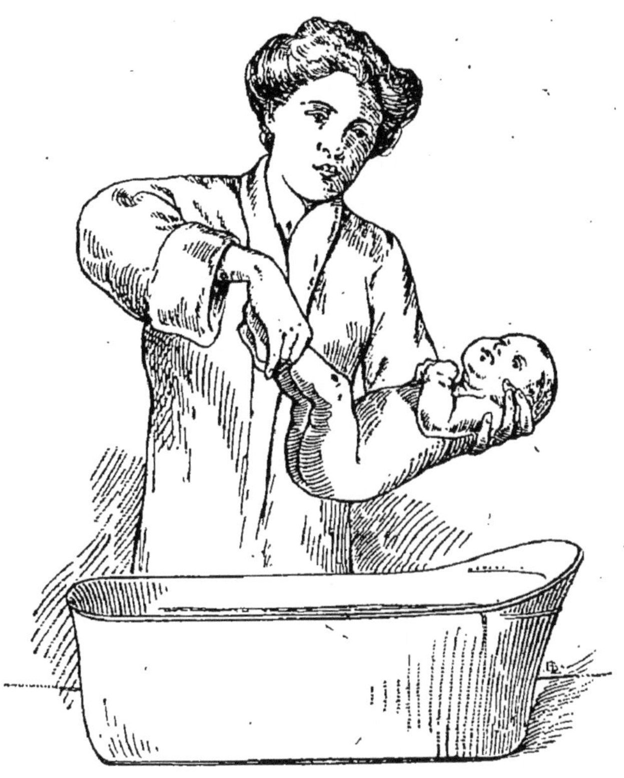

Fig. 9.

tétée. Le bain pris le soir a l'avantage de calmer le système nerveux de l'enfant et de lui donner un sommeil tranquille. De plus, quand bébé apprend à marcher et se traîne à terre, le bain du soir est nécessaire comme bain de propreté.

Il faut que l'enfant prenne plaisir à être baigné pour qu'il en retire un réel profit et pour que la maman ne se décourage pas. Pour cela il faut que l'impression ressentie au premier bain soit favorable.

Tout d'abord, s'assurer avec un thermomètre, ou en y trempant le coude, que l'eau est bien à la *température* de son corps : 37°. Puis soutenir *fermement* l'enfant dans l'eau afin qu'il se sente en sécurité. La main gauche bien ouverte saisit le sommet des épaules, le cou et la nuque. La main droite tient les deux petites jambes au niveau des chevilles entre le pouce et l'index, l'index et le médius, à moins qu'elle ne soit placée sous le siège (fig. 9).

Dès que l'enfant est habitué à l'eau, la main droite lâche les jambes et se met à frictionner la peau avec un gant de tissu éponge mouillé d'eau savonneuse; la main gauche seule soutient le corps. Quelques minutes d'immersion suffisent.

De nouvelles précautions s'imposent à la sortie du bain. Il faut avoir préparé d'avance tout ce qui est nécessaire, pour éviter de refroidir bébé en le promenant tout nu à travers la maison, à la recherche du linge de rechange. A portée de la main doivent se trouver :

un grand morceau de tissu éponge servant de peignoir de bain, pour sécher complètement la peau;

de l'eau de Cologne pour tonifier l'épiderme;

du talc contenu dans une boîte à trous pour saupoudrer dans les replis musculaires, sous l'aisselle, aux cuisses, et empêcher que la peau ne se coupe dans la profondeur des plis. Le talc, d'origine minérale, ne donne pas lieu à des fermentations comme le ferait la poudre d'amidon;

tout le linge nécessaire pour habiller l'enfant. Après le bain, la tétée, et bébé s'endort pour plusieurs heures.

Le change. — Plusieurs fois par jour, le nourrisson mouille et salit sa couche. Il faut éviter de le laisser macérer dans son linge souillé, de crainte de voir la peau de ses fesses rougir et même s'entamer. Lorsqu'il s'est mouillé, il faut le changer aussi vite que possible.

L'emploi des culottes caoutchoutées doit être restreint au cas où l'on sort l'enfant au bras. Une culotte imperméable ne doit être mise que par-dessus une couche, un triangle fortement absorbants, sinon l'urine glisserait sur le caoutchouc et sortirait de la culotte.

Hygiènes spéciales. — Les *mains* et les *ongles* doivent être nettoyés avec soin car l'enfant porte constamment ses mains à sa bouche, à ses yeux, et y introduirait les microbes des objets qu'il a touchés.

Le *cuir chevelu* est savonné à la fin de chaque bain. Si des croûtes se forment sur le dessus de la tête, les ramollir par un peu de vaseline, ou une goutte d'huile, et les enlever quelques heures après avec une brosse douce trempée dans de l'eau savonneuse tiède.

La *figure* doit être lavée chaque jour avec un tampon de coton hydrophile imbibé d'eau tiède.

Proscrire radicalement l'usage des éponges pour la toilette du tout petit. Elles se nettoient mal et sont des nids à microbes.

Pour le *nez*, enfoncer d'un centimètre dans chaque narine un petit tortillon de coton humide en tournant pour le faire entrer et pour le retirer. Il entraîne les poussières noires, ou les matières glaireuses qui encombrent les fosses nasales.

Les *oreilles* ne doivent pas être négligées. Il faut laver chaque jour tous les replis du pavillon et l'entrée du conduit auditif externe. Ne jamais se servir d'objets durs pour enlever le cerumen, ni de coton dont une parcelle pourrait rester dans le conduit.

Questionnaire. — Comment doit se faire la première toilette? — Quels sont les avantages du bain quotidien? — Décrivez les diverses opérations que comporte le bain. — Qu'est-ce que le change. Comment faut-il le pratiquer? — Quels soins faut-il donner aux mains, au crâne, au nez, aux oreilles?

16e LEÇON

COMMENT HABILLER BÉBÉ?

La layette est l'ensemble des pièces qui constituent le trousseau du nouveau-né.

Autant que possible il faut confectionner la layette avec du *vieux linge*, doux au toucher, afin de ne pas irriter la petite peau délicate. Dans de vieilles chemises d'hommes ou de femmes, vieux tricots, vieux caleçons peuvent être utilisés. Les vieux draps de fil seront aussi fort précieux.

L'habillement du nouveau-né se compose de deux séries d'objets distincts : les premiers servent à vêtir le haut du corps, les seconds le bas du corps, et *aucun ne revêt le corps tout entier*, ceci pour permettre un renouvellement plus facile des objets de la deuxième série, si souvent souillés par les déjections.

1re série. — Elle comprend : les *chemises* courtes en tissu blanc, usagé, fin ; les *brassières* faites de vieux tricots, ou en laine tricotée ; les *brassières de dessus* plus jolies à voir, en nansouk ou en piqué, décorées de dentelles, ou brodées ; le *petit corset* ou la *bande de toile* ; le *fichu de cou*, chargé de soutenir la tête et de préserver le cou. Souvent il n'a d'autre effet que de relever vilainement le pavillon de l'oreille. Il n'y a pas d'inconvénient à le supprimer.

2e série. — Pour faciliter leur lavage, ces objets sont plats, carrés, rectangulaires ou triangulaires, sans aucune façon. On les enroule, on les moule autour du petit corps de l'enfant au moyen d'épingles de sûreté. Ce sont : des *triangles* de toile garnis de tissu éponge ; des *couches* rectangulaires de 60 centimètres sur 80 centimètres, taillées dans de vieux draps ; des *langes* de mêmes dimensions faits en molleton de coton ou de laine. Ceci pour le cas où l'enfant est emmailloté, sinon, il faut : des *triangles* comme précédemment, des *couches-culottes* boutonnées, en finette, des *culottes en laine tricotée*, des *bas* et des *chaussons*. Par-dessus une petite *robe*. Pour sortir, un chaud *manteau* en tissu des Pyrénées, ou une *pelisse*, et un *bonnet*.

Pour ou contre le maillot. — Le maillot a ses partisans et ses détracteurs. Lorsqu'on est en présence d'une pratique séculaire, il faut avant de la juger, essayer de réunir tous les arguments qui l'ont justifiée si longtemps aux yeux du monde :

Le maillot préserve parfaitement le nouveau-né de son

grand ennemi le froid; il rend le nouveau-né plus aisé à manier, à porter, surtout par des mains inhabiles, telles que celles des frères et sœurs.

Mais d'autre part il *empêche l'aération de la peau* dans toute la région inférieure du corps et il *gêne les mouvements des membres inférieurs*. On peut le tolérer dans les tout premiers mois de l'existence, surtout en hiver, et si l'enfant est débile, et la nuit jusqu'à sept ou huit mois, car il empêche le bébé de repousser ses couvertures en gigotant dans son lit. Mais il faut le supprimer dès trois mois si l'enfant est fort, et même avant si l'on est en été. Les risques de positions défectueuses sont très restreints aujourd'hui que l'on tient très peu les enfants au bras. On les laisse la plupart du temps couchés dans leur lit, dans leur moïse, ou dans leur voiture.

Quand on cesse d'emmailloter la nuit, on met une longue chemise de nuit serrée au delà des pieds, ou encore formant des jambes serrées aux chevilles.

Il faut habiller légèrement les enfants par les grandes chaleurs et les couvrir chaudement l'hiver. Sous prétexte d'endurcissement aux intempéries, il faut éviter de les sortir l'hiver le cou nu, les bras nus.

Trousseau minimum du premier âge. — 4 chemises, 4 brassières de laine, 3 brassières de dessus, 2 robes cache-maillot, 3 bandes de toile, 2 fichus, 2 bonnets, 1 manteau, 8 triangles de toile garnis de tissu éponge, 20 couches de fil ou 10 culottes de finette, 6 langes de coton ou de laine ou 4 culottes de laine tricotée, 3 paires de bas, 3 paires de chaussons.

Questionnaire. — Quelles sont les pièces de la layette destinées à vêtir le haut du corps? Que faut-il pour le bas du corps si on emmaillote l'enfant? si on chausse l'enfant? — Dans quels cas et combien de temps peut-on tolérer le maillot?

17e LEÇON

LES MALADIES DU PREMIER AGE

Les principales maladies dont souffre le tout petit sont des *maladies du tube digestif* dues à une alimentation de *mauvaise qualité* ou *mal réglée*.

Symptômes de troubles gastro-intestinaux. — On

s'aperçoit d'ordinaire que la digestion se fait mal par l'examen des selles :

Les selles normales sont jaune d'or, homogènes, bien liées, presque sans odeur, et il y en a de deux à quatre par jour environ pendant les six premiers mois.

Les selles anormales sont de plusieurs sortes :

1° Elles sont encore jaune d'or, mais dures, difficiles à expulser et peu fréquentes (une seulement chaque jour ou même une tous les deux jours). L'enfant souffre de *constipation*.

2° Elles sont très nombreuses, contiennent des grumeaux blanchâtres dus à du lait mal digéré, ou bien sont entièrement liquides, *vertes* et fétides. L'enfant est atteint de *diarrhée*.

D'autres symptômes peuvent corroborer les premiers, entre autre l'examen des urines, le poids et l'aspect général de l'enfant.

Des *urines abondantes*, *incolores*, sont un signe de santé. Des *urines peu abondantes* ou *fortement colorées* sont signes de mauvaise digestion.

Un enfant qui digère et assimile bien, augmente de poids. Celui qui se nourrit mal, reste stationnaire ou même diminue de poids.

Enfin *l'aspect général* du nourrisson vient confirmer l'opinion qu'on s'est formée à l'aide des symptômes déjà décrits. La chair est ferme, rosée, marbrée si tout va bien ; au contraire, elle est flasque, blanc jaunâtre, ou même terreuse, si l'assimilation est défectueuse, s'il y a diarrhée. Les troubles digestifs sont douloureux, aussi l'enfant pousse des cris, réveille son entourage chaque nuit.

TRAITEMENT DE CAS ORDINAIRES

Constipation. — Il faut parfois incriminer une *alimentation insuffisante* qui, suivie d'une assimilation presque complète, ne laisse dans l'intestin qu'un trop faible résidu. On doit alors augmenter légèrement les quantités de nourriture à chaque repas, et les selles ne tardent pas à redevenir plus nombreuses et moins consistantes.

Mais souvent un enfant est constipé quand sa nourrice l'est aussi. Il suffit alors de soigner l'enfant par l'intermédiaire de la nourrice. Si elle mange trop de viande, de chocolat, de mets épicés, si elle boit du vin, des liqueurs, du café, du thé, il faut diminuer les rations de tous ces corps excitants. La nourrice devra faire une plus grande part, dans son alimentation, aux légumes verts, à la salade cuite, aux compotes de fruits. Au besoin elle prendra de temps en temps, le matin, un laxatif léger constitué par une cuillerée à café de sulfate de soude dans un verre d'eau. Si, malgré cela, l'enfant reste constipé, on pourra l'aider à évacuer par divers petits moyens. Dans les premiers mois, il suffit d'enfoncer à l'entrée du rectum le réservoir vaseliné du thermomètre pour obtenir un résultat. Un peu plus tard, on donne un tout petit lavement d'eau bouillie tiède à l'aide d'une poire de caoutchouc. Vers quatre mois, on peut sans danger faire agir le jus de fruit cru (orange, citron ou raisin) à la dose d'une à deux cuillerées à café par jour.

Pour un enfant élevé au biberon, on essaye de couper ses biberons d'eau de Vals ou de décoction d'orge que l'on sucre soit au lactose, soit au miel.

N'employer aucun purgatif sans avis du médecin.

Diarrhée. — La diarrhée est infiniment plus à redouter que la constipation, surtout pour un enfant à l'allaitement artificiel.

Le nourrisson au sein n'a de diarrhée que si ses repas sont trop abondants ou trop fréquents. L'estomac ne peut dominer la nourriture qu'il reçoit, il en évacue une partie mal digérée qui donne lieu à des fermentations nuisibles dans l'intestin. Il faut alors *espacer les tétées* d'au moins trois heures et *les donner courtes.* Si l'enfant crie parce qu'il souffre, bien se garder de le calmer en le mettant au sein, on aggraverait son mal.

Si le cas est plus grave, si la diarrhée est due par exemple, à de mauvais biberons mal stérilisés, il faut laisser reposer le tube digestif, recourir à la *diète hydrique.* Ce traitement consiste dans la suppression totale du lait pendant douze, vingt-quatre ou quarante-huit heures suivant la gravité du mal, et son remplacement par de petits biberons d'eau bouillie donnés toutes les deux heures et parfaitement stérilisés. L'eau bouillie, qui a peu de prestige aux yeux des mères, peut être remplacée par du bouillon de légumes, ou de l'eau de riz, surtout si l'enfant a déjà quelques mois.

Revenir ensuite très lentement à la nourriture normale.

QUESTIONNAIRE. — Quels renseignements peut donner l'examen des selles? — Comment faut-il traiter la constipation? — Que faut-il faire en cas de diarrhée?

18e LEÇON

MALADIES DES VOIES RESPIRATOIRES

Après la diarrhée, c'est le froid qui est le plus mortel ennemi de l'enfance. Il faut que le bébé ait toujours, même en été, une brassière de laine légère ou de tissu de coton pelucheux pour atténuer les effets du vent ou d'un changement brusque de température. Pendant le change, se placer en un endroit à l'abri des courants d'air, en hiver à petite distance d'une source de chaleur si la pièce n'est pas uniformément chaude. Malgré les précautions prises, si le nez s'obstrue, si un peu de toux se déclare, bien surveiller ce malaise, commençant tout d'abord par *prendre la température.*

Après s'être assuré que le mercure est tout entier dans le réservoir du thermomètre, enfoncer le réservoir dans l'anus de l'enfant; l'y laisser quelques minutes pendant qu'on tient les pieds du bébé qui, en gigotant, pourraient briser le thermomètre. Quand la colonne de mercure est stationnaire, lire le nombre de degrés qu'elle marque.

Si on lit 37°, il n'y a pas lieu de s'inquiéter, ce sera sans doute un simple *rhume*. On tiendra l'enfant au chaud et avant chaque tétée on lui nettoiera les fosses nasales à l'aide de tampons d'ouate imbibés d'huile de vaseline, pour lui permettre de respirer pendant la succion.

Si la température est supérieure à 37°, il faut appeler le médecin, car on est peut-être à l'origine d'une *bronchite* ou d'une *broncho-pneumonie*. Seul le médecin peut, dans chaque cas particulier, donner le traitement à suivre. En attendant son arrivée, maintenir l'enfant dans son lit bien chaud et lui appliquer un *cataplasme sinapisé*.

Prendre un large morceau (50cm × 40cm environ) de vieux linge au tissage lâche, le saupoudrer au centre de farine de moutarde. Etaler par-dessus une pâte assez épaisse obtenue en délayant de la farine de lin dans de l'eau tiède. Rabattre par-dessus, les bords de l'étoffe. Poser sur le dos de l'enfant du côté de la moutarde. Laisser de dix à vingt minutes suivant la rapidité avec laquelle la peau rougit.

QUESTIONNAIRE. — Quelles sont les précautions qui peuvent préserver l'enfant des variations brusques de température? — Comment prend-on la température d'un enfant? — Comment fabrique-t-on un cataplasme sinapisé?

19e LEÇON

AUTRES MALADIES

Ophtalmie. — Nous avons vu quels étaient les soins à donner aux yeux dès la naissance. Si quelques jours après, une rougeur des paupières se déclare et persiste, en même temps qu'un écoulement de pus qui encombre les cils et gêne les paupières pour s'écarter, il ne faut pas négliger ces symptômes inquiétants.

Deux fois par jour, faire bouillir de petits tampons de coton dans de l'eau. Se laver les mains. Saisir un de ces tampons, l'exprimer entre les doigts et attendre qu'il soit encore très chaud, mais ne puisse brûler la peau; laver largement les yeux successivement, et avec des tampons différents. *Ne jamais tremper deux fois dans l'eau chaude le même tampon mais le jeter après qu'il a servi.* La région de la paupière se congestionne, la circulation s'y fait très active et bien souvent la suppuration cesse. D'autres fois, il faut, après le lavage, instiller encore du nitrate d'argent, mais cela avec l'avis du médecin.

Croûte de lait. — Il n'est pas très rare de voir des bébés dont la figure est pleine de croûtes. L'enfant souffre de démangeaisons, se gratte et aggrave son mal. Les préjugés populaires prétendent qu'il ne faut rien tenter pour faire disparaître ces plaques, qu'elles sont l'élimination naturelle d'humeurs mauvaises. Il faut s'élever contre cette croyance et soigner l'enfant de la manière suivante : tout d'abord mieux régler son alimentation, qui probablement est surabondante, ensuite lutter contre la malpropreté.

Laver le visage avec de l'eau bouillie tiède et, si les plaques se détachent, enduire la figure avec de la pommade à l'oxyde de zinc. Prendre les précautions utiles pour éviter la contagion — et, de toutes façons, consulter un médecin.

Rougeole. Coqueluche. — Quand un enfant est fiévreux, que ses yeux pleurent, que son nez sécrète abondamment, il faut prévoir la rougeole et prendre conseil du médecin. Tenir l'enfant au chaud, car les complications pulmonaires sont à redouter, et l'isoler pour éviter la contagion.

Si l'enfant tousse par accès, sans que son nez soit encombré, sans qu'il y ait fièvre, il se peut que l'on assiste à un début de coqueluche. Isoler l'enfant, et au bout de quelques jours si les quintes caractéristiques se produisent, coupées par l'émission de voix imitant le cri du coq, c'est que le diagnostic était fondé.

Là encore, éviter le refroidissement, car la broncho-pneumonie est à redouter. Pour diminuer les vomissements, alimenter après les quintes. Le changement d'air est salutaire, ou seulement le grand air. Éviter les atmosphères confinées.

Variole. Vaccination. — La variole est une grave maladie dont il est facile de se préserver par une vaccination pratiquée en temps voulu.

Pendant les premières semaines de l'existence, le vaccin ne prend presque jamais. Il faut donc vacciner seulement vers deux ou trois mois et à condition que ce ne soit pas pendant une période de grande chaleur qui déprime l'enfant. On vaccine de préférence au sommet du bras. On maintiendra sur les pustules une compresse de gaze stérilisée, et les bains seront interrompus tant que la cicatrice n'est pas bien sèche.

Questionnaire. — Comment faut-il soigner les maux d'yeux chez les nouveau-nés? — A quoi reconnaît-on qu'un enfant a de la croûte de lait? — Quels sont les premiers symptômes de la rougeole? de la coqueluche? — A quel moment faut-il vacciner le tout petit?

20e LEÇON

LA PREMIÈRE ÉDUCATION

Tout le monde admet que l'éducation doit commencer dès la naissance. Il faut débuter par un *dressage organique.*

L'enfant doit s'endormir sans être bercé, sans que personne soit auprès de lui pour lui chanter des berceuses ou lui tenir la main.

Une fois éveillé *il ne doit pas demander par ses cris qu'on le porte sur les bras;* il doit rester calmement au lit. Cela ne veut pas dire qu'il ne faut jamais le lever; au contraire, un peu d'exercice lui est utile, mais il faut que la maman puisse choisir son heure au lieu que bébé lui impose la sienne. S'il est en colère, on attendra qu'il se calme et on ne le prendra qu'ensuite.

Il ne doit pas téter la nuit, car il est nécessaire que la maman se repose complètement, et, à moins que l'enfant ne soit débile, il peut fort bien se passer de ce repas nocturne. Cette habitude demande souvent le sacrifice de quelques nuits au début, mais on ne les regrette pas par la suite.

Il faut habituer de très bonne heure l'enfant à être propre; pour cela, on le changera dès qu'il est mouillé, et même, on préviendra, si l'on peut, qu'il se mouille, en le plaçant souvent au-dessus du vase. Il ne tardera pas à évacuer au commandement, et il sera malheureux quand par hasard il sentira sa couche mouillée. On évitera en même temps les rougeurs du siège si douloureuses.

Il faut faire à l'enfant une vie régulière, mais cependant ne pas exagérer la monotonie. Qu'il puisse dormir persiennes fermées ou persiennes ouvertes, dans le calme ou dans une agitation relative. Qu'il n'exige pas, comme certains petits tyrans, une timbale déterminée, une cuiller et une seule, et ainsi de suite.

Lutte contre la nervosité. — On se plaint que les enfants sont agités, turbulents à l'excès, mais que fait-on pour leur enseigner une vie plus calme? Bien des gens ne peuvent en tenir un sur leurs genoux sans le faire sauter comme une balle élastique, sans l'étourdir d'un déluge de paroles, sans lui agacer le corps par des chatouillements répétés. Et il faudrait ensuite que, sur un signe, l'enfant redevînt tranquille et sage! Cela n'est pas logique. Il faut que les grandes personnes s'habituent à rester en tête à tête avec un enfant sans secouer, sans se croire obligées de lui parler, de lui imposer un genre d'activité quelconque. Il faut le laisser un peu plus manifester ce dont il est capable spontanément. Si l'on craint qu'il soit trop seul, il faut lui procurer la compagnie d'enfants de son âge. Il est également ridicule, pour des adultes, de vouloir se mettre au niveau des enfants en parlant et raisonnant comme eux, ou d'essayer d'amener de jeunes enfants à raisonner comme des grandes personnes.

On épargnera aux petits tout ce qui nécessite un pouvoir d'attention ou d'immobilité dont ils sont incapables : les visites, les réceptions, les dîners de famille, les conférences, les courses dans les magasins, le cinéma, qui s'accompagnent au surplus d'un séjour prolongé dans une atmosphère confinée. Il faut que les parents aient le courage de se priver de quelques distractions, plutôt que d'imposer à leurs bébés des fatigues inutiles.

De la politesse. — Il est peut être excessif d'exiger, malgré des résistances parfois obstinées, que l'enfant observe les lois de la civilité puérile et honnête avant que son esprit puisse se les justifier autrement que par la crainte d'être giflé ou d'être privé de dessert.

Il est conforme à la nature de se méfier d'une personne que l'on voit pour la première fois, — et vous voudriez que l'enfant courût à elle la main tendue? Nous-mêmes, nous ne donnons notre amitié qu'après mûre réflexion; pourquoi voudrions-nous qu'il fût plus confiant?

Inclinons nos enfants à la sociabilité, mais ne nous effrayons pas s'ils restent un peu *sauvages*.

QUESTIONNAIRE. — En quoi consiste le dressage organique du bébé? — Comment peut-on lutter contre la nervosité des enfants?

TABLE DES MATIÈRES

Coulommiers. — Imp. PAUL BRODARD. — 2983-11-23.

BIBLIOTHÈQUE [illegible] IMPRIMÉ[illegible] R.F.

Librairie **DELAGRAVE**, 15, rue Soufflot, [illegible]

AUPRÈS DU BERCEAU

PAR

Doctr Antoinette LE CONTE BOUDEVIL[illegible]

Préface de MARCEL BELLIN

Directeur de l'Enseignement Secondaire
au Ministère de l'Instruction Publique

Uu vol. in-16, illust. de 24 figures, broché.

COLLECTION PUBLIÉE sous la directio[illegible]

J. BAUDRILLARD

Livret de récitation (Legrand).
Livret antialcoolique (Baudrillard).
Livret d'histoire (E. Toutey).
Livret de pêche et de navigation (J. Belgœul et M. P[illegible]
Livret d'agriculture (Delpech).
Livret d'hygiène (Baudrillard).
Livret d'enseignement moral (G. Lemoine).
Livret de Sciences (C. Brisset).
Livret d'enseignement ménager (Hannedouche et M[illegible]
Livret de grammaire (Nicol).
Livret de calcul (Roux).
— *Livre du maître* (Roux).
Cours abrégé de géographie (Le Léap).
Paris, région parisienne (L. Brossolette).
Livret d'histoire de la Guerre (J. Baudrillard).
Manuel pratique du C. E. P., in-16, cartonné.
Guide du maître pour le manuel pratique du C. E. P., [illegible]
in-16, cartonné.

Imp. Delagrave, Paris.

www.ingramcontent.com/pod-product-compliance
Ingram Content Group UK Ltd.
Pitfield, Milton Keynes, MK11 3LW, UK
UKHW021949260726
13994UKWH00004B/1642